COMMENT ON DÉFEND
SES POUMONS

(Lutte contre les Maladies de Poitrine)

PAR

Le Dr HENRY LABONNE

LICENCIÉ ÈS-SCIENCES, OFFICIER DE L'INSTRUCTION PUBLIQUE

QUATRIÈME ÉDITION

Prix : 1 franc

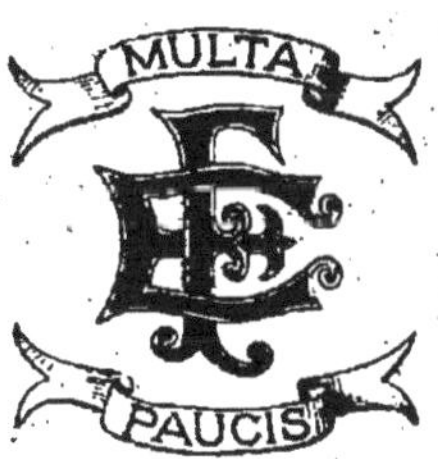

PARIS
ÉDITION MÉDICALE FRANÇAISE
29, RUE DE SEINE, 29

1900

out

RENIER
)

r composé de
nutritifs, agré-
facilement assi-

ritable
des *Arabes* est

r aliment

les enfants

lement recom-
némiques, aux
aux vieillards
ceux **qui ont**

IER à Paris

e Nafé

R

ur leur efficacité
IITE.

substance toxique.
é aux enfants, en

Pères, Paris

COMMENT ON DÉFEND

SES POUMONS

(Lutte contre les Maladies de Poitrine)

COMMENT ON DÉFEND
SES POUMONS

(Lutte contre les Maladies de Poitrine)

PAR

Le Dr HENRY LABONNE

LICENCIÉ ÈS-SCIENCES, OFFICIER DE L'INSTRUCTION PUBLIQUE

QUATRIÈME ÉDITION

Prix : 1 franc

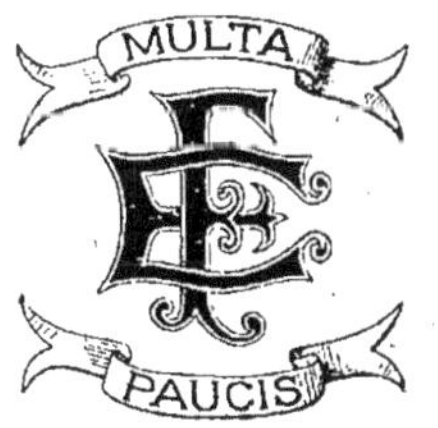

PARIS

L'ÉDITION MÉDICALE FRANÇAISE

29, RUE DE SEINE, 29

1900

Consultation pour les Neurasthéniques constipés

ANTIBILIOUS PILLS

Grains antibilieux de MELVILLE

REMÈDE ANGLAIS CLASSIQUE

Contre la Constipation

PRIX DE LA BOITE DE 40 GRAINS

2 FRANCS

Les *Antibilious Pills* Melville provoquent les selles en agissant sur le foie, soit qu'elles favorisent l'excrétion de la bile, soit qu'elles en augmentent la sécrétion ; elles ne purgent pas à proprement parler, mais *elles sollici-litent chaque jour* l'action des intestins et cela sans action forte de congestion, sans provocation d'aucune colique. -

Les *Antibilious Pills Melville* ne débilitent pas parce que la formule anglaise a associé avec raison, le laxatif au tonique et au stimulant. Elles conviennent à la dose de deux à six par jour à tous les tempéraments, parce qu'elles sont les plus douces, les plus promptes et les moins échauffantes de tous les médicaments employés comme laxatifs.

Pour se procurer ce remède rationnel contre la constipation, il suffit d'adresser un bon de poste de *deux francs* à Monsieur le Directeur de l'EDITION MÉDICALE FRANÇAISE, 29, rue de Seine, Paris.

USAGE ET MODE D'EMPLOI

Le mieux est d'en prendre deux le matin en se levant et deux le soir en se couchant pour commencer, puis deux à quatre heures (ce qui ferait six en tout), si quatre ne suffisaient pas.

AVANT-PROPOS

La tuberculose ou phtisie tue, en France, un cinquième de la population, car très souvent la fluxion de poitrine ou la pleurésie ne sont que des manifestations, que des évolutions de la plus commune des maladies infectieuses.

Or, comme depuis les travaux de Pasteur, il est absolument démontré que les maladies engendrées par les germes sont inévitables, que la *contagion qui rend poitrinaire* se fait presque toujours par les crachats, ou plus rarement par le manger ou le boire; je veux, dans cette brochure, *mise à la portée de tous*, apprendre au public non médical à se préserver d'abord, à se soigner ensuite, car non seulement on peut enrayer la tuberculose, mais on peut la guérir, c'est la plus curable des maladies chroniques.

Dr. HENRI LABONNE.

PRÉFACE

DE LA QUATRIÈME ÉDITION

La rapidité (moins d'un an) avec laquelle quatre éditions de ma brochure se sont épuisées, prouve son utilité. Je me suis efforcé, dans cette quatrième édition, d'ajouter d'autres conseils pratiques, et pour ne pas perdre une ligne, je rappelle, en guise de préface que : L'immersion dans l'eau bouillante, facile à pratiquer partout, donne les meilleurs résultats et suffit à détruire le microbe de la tuberculose qui résiste à l'action des antiseptiques chimiques.

Il faut donc soumettre à l'épuration de la buanderie, après un premier nettoyage, tous les objets qui ne peuvent pas être détériorés par la lessive. Ces derniers (1) seront exposés dans une étuve à vapeur sous pression..... voilà pour la préservation.

Tout traitemennt interne doit tendre à bien nourrir le prédisposé, car tant vaut l'attaque par le microbe de Koch, tant vaut la défense organisée par les globules phagocytiques qui montent la garde, et la viande de bœuf crue est à ces derniers un puissant auxiliaire.

Dr Henri LABONNE

---

(1) C'est-à-dire ceux qui craignent la lessive.

SES POUMONS

(Lutte contre les Maladies de Poitrine)

I

CAUSES PRÉDISPOSANTES

Est-il possible de désigner d'avance les candidats aux maladies de poitrine ?

Est-il possible de crier gare à telle personne plutôt qu'à telle autre ?

Oui, assurément.

Les peaux fines et blanches, les cheveux très blonds presque roux, les chairs molles, les yeux bleus, les grands cils, les belles dents blanches, en un mot, les personnes qui ont ce que Landouzy appelle le type vénitien, c'est-à-dire les individualités rousses, qui rappellent certains types des tableaux de l'école vénitienne, sont plus exposées que d'autres à devenir *poitrinaires*; elles sont plus tuberculisables.

Les vaches qui ont beaucoup de blanc deviennent facilement phtisiques.

Darwin dit que les porcs noirs ne sont pas incommodés par beaucoup de maladies qui frappent les autres races.

Voilà, pour l'aspect extérieur; examinons maintenant les autres facteurs qui prédisposent.

Hérédité. — Les expériences sur les animaux, les observations de savants vétérinaires, sont probantes. Oui, un fils de poitrinaire hérite, hélas, directement pour le moins, de la prédisposition ; il peut même venir au monde avec des lésions tuberculeuses.

Nous donnerons plus loin le moyen de prévenir l'évolution des microbes chez l'enfant prédisposé.

Age. — Du berceau à la plus extrême vieillesse, on peut devenir poitrinaire, contrairement à ce que l'on croit dans le public ; mais cependant la tuberculose des poumons frappe de préférence de 17 à 33 ans, parce que c'est alors que l'on se surmène le plus sous toutes les formes.

Sexe. — Les deux sexes sont égaux devant la contagion, cependant les statistiques prouvent que la mortalité est plus fréquente chez l'ouvrier mâle, sans doute parcequ'il est moins sobre et qu'il se fatigue plus.

Mariage. — N'est nuisible qu'à la femme, parce que la gestation l'affaiblit.

Tempéraments. — J'emploie ce mot pour ne pas me servir de l'expression *Diathèse*, puisque j'écris pour le lecteur non médecin ; le tempérament goutteux ou arthritique jouit à peu près de l'immunité, parce qu'il exagère la production des acides normaux, et que les humeurs acides tuent le microbe de la tuberculose ; il en est de même du rhumatisme articulaire aigu.

Les pâles couleurs ou chlorose sont plutôt bon signe. La chlorose vraie cohabite rarement avec les jeunes filles ou femmes poitrinaires. La scrofule relève de la tuberculose au contraire.

Maladies antérieures. — La coqueluche, la rougeole, la variole chez l'enfant, la grippe ou influenza chez l'adulte, la fièvre typhoïde ou dothiénenterie rendent plus susceptible de devenir poitrinaire.

Alcoolisme. — Chez celui qui fait abus des boissons alcooliques, surtout des liqueurs, le rein, le foie, le cœur, les artères, les nerfs, le cerveau sont atteints ; tous ces organes, on le conçoit bien, réagissent mal contre l'invasion des microbes et se tuberculisent facilement.

J'ai eu, pendant quinze ans, comme employé, un brave garçon qui n'avait d'autres défauts que de cultiver avec amour la dive bouteille ; je parvins à le corriger momentanément en lui disant qu'il deviendrait poitrinaire s'il continuait ; malheureusement, il contracta, pendant une absence que je fis, de Paris, l'habitude d'aller ingurgiter quelques-unes de ces absinthes que le gouvernement laisse, à sa honte, offrir aux miséreux à 0,20 ou même 0,10 centimes ; le résultat ne se fit pas attendre ; il fut emporté, lui qui était sain, robuste, fils de *forts*, par une phtisie galopante, en moins de quinze jours, à l'âge de 35 ans.

Habitation. — A l'état primitif, l'espèce humaine se dérobe à la tuberculose ; il en est de même pour ceux qui habitent les régions froides, élevées ou isolées. Donc seront funestes :

1° La vie en commun, surtout à la caserne (1) ;

2° Le séjour dans les grandes villes ou dans les grandes usines. Le nombre des poitrinaires est en rapport direct avec la densité de la population.

Pendant les deux missions que j'accomplis en Islande, pays boréal, il m'arriva souvent de traverser un fleuve glacé, à peine descendu de cheval, c'est-à-dire de passer brusquement du chaud au froid, jamais cependant, ni mes guides ni moi n'avons toussé. La salubrité de ce pays, grand comme le cinquième de la France et habité seulement par 72.000 habitants est telle, que les animaux morts ne s'y putréfient pas, ils se dessèchent sur les hauts plateaux sans jamais engendrer de mauvaise odeur.

---

(1) Dans la cavalerie, on profite bien des grandes manœuvres pour désinfecter les écuries, pourquoi ne prendrait-on pas la même judicieuse précaution pour les soldats ? Pourquoi ne désinfecte-t-on jamais les chambrées où, depuis le premier jour, les hommes fument, crachent, mangent, etc., et chacun sait que les poitrinaires n'y sont pas hélas un phénomène !

II

COMMENT ET POURQUOI LE BACILLE
PÉNÈTRE DANS L'ORGANISME

Toute tuberculose est due à une culture de microbes élémentaires ou germes spécifiques connus universellement sous le nom de bacilles de R. Koch. Ces bacilles, comme on le voit sur la figure ci-contre, se présentent sous forme de bâtonnets souvent renflés aux extrémités et amincis dans leur milieu. Ils sont remarquables par leur dangereuse vitalité ; résistants aux agents physiques ou chimiques, ils peuvent résister à la gelée et à une température de 100° (eau bouillante).

Des crachats de tuberculeux, desséchés, réduits en poussière, redeviennent virulents au bout de six mois si on les humecte, comme le prouve leur injection dans le tissu des cochons d'Inde qui sont rendus et meurent poitrinaires.

On devient donc malade de la poitrine parce que *prédisposé*, on reçoit le bacille de Koch, soit par :

1° Respiration d'un air contenant des poussières microbiennes ;

2° Ingestion d'aliments souillés ;

3° Contagion directe par piqûre et même ne l'oublions pas, le vaccin.

I. — La respiration est le mode d'infection par excellence, celui auquel le gouvernement doit sur-

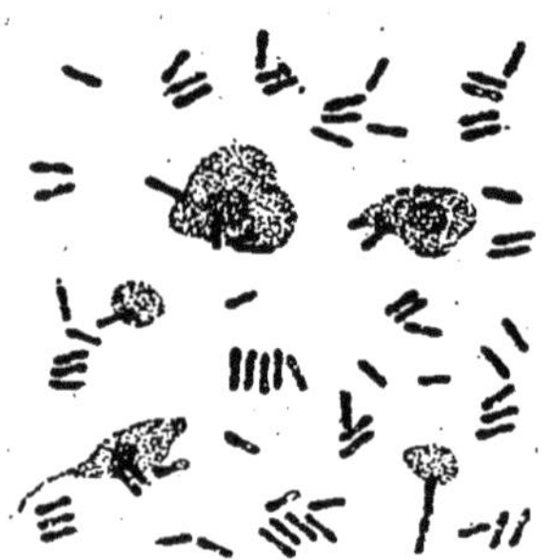

Bacille de la tuberculose

tout veiller ; détritus des chemins, des rues, salles de réunions mal ventilées, appartements et surtout chambres d'hôtel dans lesquelles est mort un poitrinaire.

II. — Aliments. — Je signalerai surtout le rôle funeste du lait fourni par des vaches tuberculeuses et je citerai l'observation suivante du docteur Gosse.

« Le docteur Gosse, de Genève. fils et petit-fils
» de médecins, a perdu. en 1893, une jeune fille de
» 17 ans ; jusqu'à la fin de 1892, elle n'avait jamais
» présenté le moindre signe qui pût faire soupçon-.
» ner l'existence de la tuberculose, mais, vers les

» premiers mois de 1893 elle se mit à dépérir; pen-
» dant dix mois, tous les médecins de Genève l'exa-
» minèrent sans pouvoir reconnaître la cause. Elle
» mourut. Le docteur Gosse eut le courage de faire
» l'autopsie, il reconnut l'existence de tubercules in-
» testinaux et mésentériques.

» L'hérédité ne pouvait être mise en cause ; la lo-
» calisation permettait d'incriminer l'origine, ali-
» mentaire. La famille allait, en effet, le dimanche,
» dans une campagne où la jeune fille prenait du
» lait qu'on venait de traire,

» Après l'accident, on examina les cinq vaches
» qui s'y trouvaient : quatre étaient tuberculeu-
» ses. »

Il faut donc ne boire que du lait bouilli, pour peu
que l'on ne soit pas sûr de sa provenance.

Dans les vacheries et même parfois dans les pâtu-
rages, les vaches sont atteintes de *pommelière*. il faut
aussi rejeter toute nourriture suspecte et bien cuire
en général ses aliments.

Le poisson reçoit et garde le germe tuberculeux.
A ce propos, qui n'a été surpris de la façon assez
dégoûtante dont on pêche l'éperlan dans les bassins
maritimes.

Le pêcheur descend son filet, jette au-dessus de
lui un mélange sans nom de débris de poissons
pourris, de harengs surtout. Cet appât est à peine
descendu qu'il est dévoré et dans le filet remonté on
peut voir frétiller une centaine d'éperlans argentés.
Vite, la cuisinière les jette dans la friture et alors,

comme je l'ai plusieurs fois constaté, vous sentez en les croquant un goût prononcé de saumur que le feu n'a que très peu fait disparaître. N'est-ce pas la preuve que le bacille tuberculeux ramassé dans la boëtte et dans la vase du fond de l'eau n'a point perdu son pouvoir virulent (1).

Nous pouvons en dire autant du poisson des eaux douces bourbeuses, voire des écrevisses.

III. — Contagion directe. — Le mode en peut varier à l'infini : écorchure accidentelle, anatomique, *vaccin*, piqûres de cousins, de mouches. de punaises, de puces, égratignure de chat contaminé, morsure de chien, etc., à signaler aussi l'onichophagie, car les enfants qui rongent leurs ongles, ayant les doigts constamment humides, ramassent facilement toutes sortes de poussières qu'ils avalent ensuite ou font passer dans leur système pulmonaire.

Ces divers accidents donneront naissance soit à une ulcération, soit à une gomme scrofulo-tuberculeuse d'où partira l'infection générale, si le terrain est favorable à la pullulation des germes déposés dans les blessures.

(1) On a fait ingérer à des cyprins et à des carpes, des crachats bacillifères qu'ils appent du reste avec vivacité et l'inoculation de fragments de muscles de ces poissons à huit cochons d'Inde ont déterminé chez eux, au bout de trois semaines, des lésions tuberculeuses locales. De plus deux ont présenté des bacilles dans leur rate.

III

HYGIÈNE

Le remède spécifique de la tuberculose consiste surtout en l'amélioration physique et morale du sort des peuples ; l'hygiène individuelle consiste à écarter toutes les causes débilitantes.

Le candidat, le prédisposé aux maladies de poitrine, doit manger le plus possible en ne prenant conseil que de la tolérance de son estomac, se promener, éviter les excès sexuels ou autres, ne jamais se surmener et dormir au moins huit heures. Nous allons brièvement passer en revue les quatre bases de l'hygiéne du tuberculeux :

L'habitation ;

Le vêtement ;

L'exercice ;

L'alimentation.

1º **Habitation**. — A Londres, dans les quartiers sombres et populeux, la phtisie fait deux fois plus de victimes que dans les quartiers riches et ensoleillés. Ah ! le soleil ! Comme il est vrai le proverbe arabe : Là où le soleil pénètre souvent, le médecin n'entre jamais. Aussi l'habitation du poitrinaire doit-elle toujours être au midi, large, aérée et sèche. Il existe en France, un impôt inique, absurde, indigne d'une république, c'est celui des portes et fenêtres.

Que de fois pendant une campagne électorale, j'ai prêché, j'ai tonné contre cette infamie du fisc, qui mesure au malheureux son air et son rayon de soleil. Pour échapper à cette taxe anti-hygiènique, l'habitant des campagne supprime les ouvertures et là où l'on devrait voir des fenêtres hautes et larges, peintes de couleurs gaies, on n'aperçoit qu'une ouverture microscopique noire.

Les fenêtres, sans rideaux superflus, ne doivent sous aucun prétexte, être toujours closes. Toute la journée au contrairé, laissez le soleil et l'air pénétrer largement. Même la nuit, ne fermez pas tout ; il est bon, par exemple, de dormir dans une pièce communiquant avec une deuxième dont les volets sont ouverts. La peur des courants d'air, très commune en France, a fait plus de malades que l'excès contraire.

Le sol, les murs, doivent être tenus en parfait état de propreté. Les tapis, difficiles à nettoyer, ne valent pas le parquet.

Le malade ne crachera jamais à terre, ni dans un mouchoir, mais exclusivement dans un vase facile à jeter ou mieux dans le feu. Le balayage à sec, qui fait voltiger ces innombrables poussières que l'on voit si bien danser au milieu d'un rayon de soleil, traversant une pièce sombre, sera remplacé par l'époussetage au linge humide.

Les mauvaises odeurs peuvent être chassées et l'habitation assainie très facilement par des fumigations aromatiques, les baies de genièvre, fruit commun partout, ou encore l'on peut placer un peu d'essence de thérébenthine sur une assiette chauffée au bain-marie. L'essence de thérébenthine est absosbée instantanément par les poumons qui la transmettent au torrent circulatoire. Un bon antiseptique d'un prix insignifiant également, c'est le *chlorure de chaux*, en vente chez tous les pharmaciens et les épiciers.

Pour obtenir de l'eau chlorurée, avec laquelle on se lavera, on arrosera les parquets, les cabinets, c'est-à-dire au titre voulu, il suffit de prendre environ *cent grammes*, gros comme une pomme moyenne, de ce chlorure de chaux blanc et de l'additionner d'un litre d'eau.

Agitez, laissez reposer une heure, passez sur de l'ouate mise au fond d'un entonnoir de verre et vous avez ainsi un litre de solution antiseptique FORTE que vous additionnerez de dix litres d'eau peur obtenir le liquide USUEL. Cette solution qui vaut le sublimé et tous les autres antiseptiques est absolument inoffensive quoique très efficace.

La solution à odeur très faible, attaque, il est vrai, les métaux non émaillés, mais il suffit de le savoir pour y remédier.

Le vêtement. — Tout d'abord, guerre au corset serré chez la femme et aux bottines légères qui ne défendent pas de l'humidité ou du froid, guerre aussi à la flanelle sauf chez les riches. Qel est le médecin qui n'ait pu constater l'infecte loque vermineuse et microbienne que devient le fameux gilet de flanelle chez le pauvre ?

Que le costume soit ample et chaud en hiver et apte à préserver des rayons solaires directs, en été, c'est tout ce que l'hygièniste peut recommander, puisque malheureusement le costume est intimement lié à la question du porte-monnaie.

L'exercice

« Au bel air pur, jeu vif et libre
» Esprit et corps bien équilibre. »

(vieux dicton français). Le meilleur, le plus salutaire, c'est la marche, qui met tout en mouvement, qui force le poumon à utiliser toute sa capacité par de grandes inspirations, qui secoue l'état de torpeur de la vitalité pulmonaire et qui lave l'extrémité des alvéoles. Toutefois, la promenade ne devra pas se prolonger jusqu'à la fatigue et ne pas commencer immédiatement après le repas. Il faut marcher au grand air, dans les bois de préférence exposés au midi et s'abriter des vents froids du Nord et de l'Est. On peut user modérément de la bicyclette en évitant de se pencher trop en avant, car on perdrait ainsi de l'amplitude respiratoire et l'on exposerait ses vertèbres moins solides que chez l'homme robuste, au mal de Pott.

L'alimentation. — Chez celui qui craint de devenir poitrinaire, l'alimentation devant réparer les pertes subies du chef de l'expectoration ou de la fièvre, sera le plus substantiel possible. Les repas seront fréquents et réguliers : au moins quatre par jour.

Le beurre, l'huile de foie de morue *sans toxines*, les viandes bien cuites seront de précieux adjuvants, comme aussi le lait. Voici un moyen pratique de stériliser ce dernier et de le maintenir exempt de tout germe nocif pendant une année : le lecteur voudra bien me rendre cette justice que, de même que pour la solution si pratique de chlorure de chaux, je n'indique que des moyens à la portée de la main, chez tous et pour tous.

On remplit de lait des fioles quelconques aux trois quarts, et on les bouche bien au liège. On assujettit le bouchon au goulot avec une bonne ficelle, puis on les immerge dans une eau sursaturée (1) de sel de cuisine. L'eau salée à saturation ne bout qu'à 107° le lait est donc stérilisé, puisqu'il est porté à une température dépassant 100°. On le laisse chauffer une demi-heure et on possède ainsi un lait plus sû-

(1) Pour sursaturer, il faut une forte poignée par litre d'eau.

rement stérilisé, c'est-à-dire privé de tout germe de maladies, que celui des étuves industrielles à grandes réclames.

Incidemment, je conseille ce lait stérilisé pour les enfants nourris au biberon (1); on leur évitera la diarrhée verte et beaucoup d'autres infections.

Il faut faire bouillir l'eau destinée aux usages de la table ou boire de l'eau de Vichy-Hôpital qui ne contient jamais le germe de la tuberculose.

La meilleure boisson est la bière, surtout celle de Pilsen (Monferino, dépositaire à Paris), puis viennent le cidre et le vin de bonne qualité, mais étendus d'eau. L'alcool est à rejeter complètement, malgré les cliniciens qui le prescrivent comme aliment d'épargne.

Sus à l'alcool qui forme, a dit un spirituel auteur, du vinaigre dans l'industrie et... dans les ménages.

Les enfants *prédisposés* ont peu d'appétit. Il faut donc les forcer et les gaver sans qu'ils sans doutent; par exemple avec de bonnes tartines de beurre, sur lesquelles on coupe des minces lamelles de petits radis roses, des tartines de graisse d'oie, de confitures, etc. On obtient aussi de bons résultats avec de l'huile d'olive, de faine ou de noix prise à la

(1) Il existe bien, à la vérité, certaines bactéries dont les spores résistent à la stérilisation par la chaleur : *bacillus subtilis*, *bacillus mesentericus vulgatus*, *bacillus butyricus*, mais elles ne sont pas nuisibles, ces bactéries protéolitiques ne sont pas pathogènes ; aussi j'affirme l'innocuité du lait stérilisé.

dose de deux à quatre cuillerées à soupe chaque matin. Dujardin-Beaumetz avait même inventé une gaveuse ; à l'aide d'une grosse sonde introduite dans l'estomac, il faisait absorber aux jeunes et aux vieux poitrinaires, une abondante pâtée composée de lait, d'œufs et de poudre de viande.

Sans utiliser ce procédé un peu sauvage, on peut user de tous les artifices en se basant sur la digesti-bilité des mets. Le riz, les pois, les haricots, les len-tilles bien cuits sont d'excellents aliments, ainsi que le Racahout des arabes (Delangrenier).

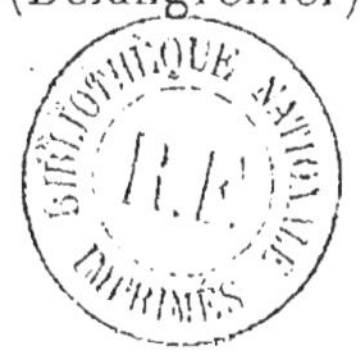

IV

CURABILITÉ

Le poitrinaire peut-il guérir? Oui et souvent spontanément si cette spontanéité de guérison est aidée par l'hygiène, c'est qu'alors le malade bien nourri et mis dans les conditions les plus favorables, a pu détruire, avec ses globules blancs pris par la suralimentation, les microbes au fur et à mesure de leur envahissement.

Mais nous ne nous occuperons pas de ce bienheureux évènement; nous allons au contraire porter toute notre attention et utiliser le peu de place que nous laisse notre brochure, qui doit être limitée, pour indiquer les *Remèdes qui guérissent*.

Disons tout d'abord que le préjugé des microbicides, je veux dire la croyance du médecin et du malade à un agent de destruction unique des microbes est très *préjudiciable*.

La première chose à faire est d'abord de savoir si

l'organisme est bien envahi par le bacille de Koch avant de procéder au traitement rationnel qui devra toujours être surveillé par un médecin.

L'analyse seule nous le dira sûrement car tout crachat qui contient de ces bacilles permet de faire le diagnostic catégorique et net de la tuberculose pulmonaire.

Le bactériologiste nous a fourni son analyse, nous savons que le malade auquel nous nous intéressons, a des bacilles, que faire?

D'abord ne pas se désoler. Je répète que la tuberculose est *sûrement curable* (1) et nous pouvons grouper les modes de traitement sous les chefs suivants :

Ingestion :

Inhalation ;

Injections ;

Sérums ;

Vaccination ;

Climatothérapie ;

Boisson ;

Médicaments.

L'ingestion est le moyen de traitement le plus ancien et naturellement le plus employé pour l'absortion de la créosote, du tannin, des essences, de l'arsénic, etc., etc. Les deux seuls médicaments fidèles, sont le tannin et la créosote (lire le Dʳ Arthaud), pris à la dose d'au moins deux grammes par jour.

(1) La *Cure des tuberculeux* repose sur ces trois termes ; repos, aération continue, suralimentation.

Vous pouvez aussi compter comme adjuvant de ces deux médicaments et comme *préventif certain* de la tuberculose, sur la solution phosphorique normale, découverte due aux beaux travaux du pharmacien en chef Joulie. Cette solution, *bien préparée*, m'a donné des résultats merveilleux, elle seule, arrête la déminéralisation et de plus, en augmentant l'acidité du sang et des humeurs, elle rend l'organisme réfractaire au bacille de Koch.

La *solution phosphorique normale* a encore une qualité, c'est qu'elle n'est pas irritante pour l'estomac. Or, celui-ci est le premier défenseur du poitrinaire, si donc vous le blessez par des drogues ou des sérums comme celui de chèvre d'un certain mystificateur, vous laisserez l'ennemi maître de pénétrer dans la forteresse. Le vin toni-stimulant Cartier est un aliment d'épargne par excellence, je le conseille aussi.

Inhalation. — Chacun a remarqué l'action favorable de l'air des forêts de sapin ou de pins imprégné des exhalaisons fortement aromatiques de la résine. On a appliqué artificiellement en fumigations ou pulvérisations, ce mode de traitement.

Quelques médecins des hôpitaux ont des appareils dits « Cloche » sous laquelle on permet aux malades d'inhaler diverses vapeurs : créosote, essence de Canelle, etc. A la campagne, on peut user du procédé que j'ai indiqué plus haut : essence de térébenthine, l'essence des peintres en bâtiments, mise dans une assiette légèrement chauffée au *bain-marie seulement*, car l'essence est inflammable. Le Menthol, plus particulièrement le Menthol Van Denn très bon marché, se vend chez les pharmaciens et au Louvre, Bon Marché, Samaritaine, etc., etc., est également très antiseptique. Par l'inhalation sur un bain-marie de vapeurs chargées de menthol, on peut faire pénétrer l'air bienfaisant jusqu'aux dernières ramifications bronchiques ; il suffit de recommander au malade d'exécuter de larges aspirations, *assis* et penché sur un côté. On peut guérir la tuberculose pulmonaire et la tuberculose laryngée par des inhalations chaudes de vapeur d'eau mentholisée. Ces vapeurs sont analgésiques et calmantes, par leur action antiseptique, elles cicatrisent les ulcères tuberculeux.

En hiver, je me préserve de l'influenza en jetant une cuillerée à bouche de ce Menthol Van Denn en dissolution dans ma cuvette préalablement remplie d'eau chaude, j'aspire ces vapeurs et je me gargarise avec une solution un peu plus forte. Le Menthol parfume les fosses nasales et l'arrière de la garge.

Injections. — S'appliquent dans deux conditions différentes : pour la circulation générale, sérums artificiels *Chevretin* (1), par exemple ; pour la circulation locale, méthode sclérogène du professeur Lannelongue.

(1(Le Sérum Chevretin est contenu dans des ampoules en verre aseptiques dont on ne brise la pointe qu'au moment même de l'injection.

Sérums. — Tel la tuberculine de Kock, sur laquelle des élèves enthousiastes ne tarissent pas d'éloge, comme pour le charlatanesque sérum de chèvre, mais abandonné aujourd'hui. La tuberculine provoque presque toujours des tubercules miliaires dans les méninges, le cerveau, la rate, le foie ou le péritoine.

Osez donc, après cela, faire une injection.

On sait aussi que la tuberculine de Koch ne vaccine pas.

Vaccination. — La tuberculose ne paraît pas vaccinante, n'est pas vaccinante par elle-même, comme la fièvre typhoïde, la syphilis, la variole. Cependant je dois signaler un petit volume du Dr Maurice Bloch, intitulé la *vaccination préventive de la tuberculose par la famille ou par la méthode des congénères*, qui consiste en une injection hypodermique au poitrinaire, de un demi à un centimètre cube de sang pris au congénère de ce tuberculeux, à la condition qu'il ait l'immunité héréditaire de l'un des générateurs. et que ce congénère lui-même jouisse d'une constitution bactéricide du bacille de Koch.

Climatothérapie. — Si le poitrinaire déclaré ou seulement candidat, a une fortune suffisante pour choisir son climat, il faut lui conseiller certains hauts plateaux de la France et de la Suisse, où la phtisie est inconnue.

Quant au traitement de la tuberculose aiguë ou chronique, le médecin seul peut et doit le formuler :

nous ne ferons, nous, qu'indiquer le moyen de parer aux accidents les. plus ordinaires. Pour cela, nous allons étudier, dans un dernier paragraphe, les diverses formes de la tuberculose et leur médication.

Boisson. — Vin blanc léger coupé de l'eau Choussy-Perrière, dans les proportions indiquées par l'étiquette.

Bien respecter les doses de cette héroïque et si précieuse eau minérale.

Médicaments. — Nous les indiquerons plus en détail au chapitre Traitement, mais nous pouvons déjà conseiller les phosphates et plus particulièrement la *solution Pautauberge*, au chlorhydro-phosphate de chaux créosoté, d'un usage très répandu, avec raison.

V

DIFFERENTES FORMES DE PHTISIE ET LEUR TRAITEMENT

La forme la plus ordinaire de la phtisie c'est la tuberculose pulmonaire chronique, c'est elle que nous rencontrons partout et à chaque pas ; elle est caractérisée par l'envahissement granuleux du poumon et son évolution lente, plusieurs années, pendant lesquelles on pourra tenter les effets thérapeutiques les plus variés. La partie des poumons qui respire le moins activement, c'est le sommet et plus particulièrement celui du poumon gauche, gêné par sa place anatomique ; attendons-nous donc à voir les bacilles s'y concentrer comme ils le font dans les appareils centrifugeurs ou plus simplement encore comme le font les moisissures ou les algues sur les cours d'eau, précisément aux endroits les plus calmes. Une fois nichés, ils se reproduisent, constituent des nodules tuberculeux et le *poitrinaire est fabriqué.*

Le plus souvent, cette installation du bacille se fait à la suite d'une bronchite persistante, ce que l'on appelle un rhume négligé, plus souvent, la lésion se trahit brusquement par un crachement de sang subit.

Alors surviennent : une toux sèche, quinteuse, parfois très violente et douloureuse, arrachant difficilement un léger crachat marqué de stries sanguignolentes.

Bientôt le malade devient pâle, s'amaigrit, éprouve au moindre effort des battements de cœur, souffre en respirant, est essoufflé, a de la fièvre à la tombée de la nuit. C'est ici que le médecin énergique peut d'emblée sauver son client.

Il faut changer radicalement les conditions de l'existence, quitter le milieu dans lequel la maladie a évolué.

Un de mes amis, fort intelligent, qui possédait un établissement de grand rapport dans une ville, ayant constaté sur lui-même les symptômes habituels que je viens de décrire, n'hésita pas une minute. Il vendit sa maison de commerce, alla en pleine campagne, s'y fit construire une saine habitation bien exposée au midi sous le ciel clément du Berry, ne s'adonna plus qu'à la pêche ou à la chasse. Il y a de cela vingt ans, il est comme *ses enfants* du reste, robuste, fort et vigoureux. S'il n'eut pas été si sage, que serait-il advenu ? Je vais vous le dire.

La maladie se serait confirmée, les lésions se seraient déclarées, les signes du *deuxième* degré seraient apparus. Je ne vous décrirai pas ni la respiration soufflante mêlée de craquements secs d'abord et humides ensuite, ni les autres phénomènes de l'auscultation ; nous n'examinerons que ce que chacun peut constater. La toux serait devenue plus grasse et aurait provoqué des expectorations épaisses, jaune-verdâtre, et l'examen bactériologique aurait montré. au milieu d'autres germes, les bâtonnés de Koch... .

En même temps, la fièvre augmente, le regard s'allume, de violents frissons secouent le patient qui se couvre de sueurs occasionnées par l'empoisonnement dû à l'absorption des produits nocifs. Par ces sueurs profuses, l'organisme cherche à se débarrasser des germes fatals qui on entamé avec lui une lutte disproportionnée.

Le foyer tuberculeux est *détruit*, il s'évacue par les bronches et la perte de substance amène la *caverne*, la fameuse caverne pulmonaire qui fait dire à maints poitrinaires « oh moi, je sais bien que je n'ai qu'un poumon ! »

A cette dernière période, l'état général de notre ami aurait été immédiatement atteint ; toussant et crachant sans relâche, se désassimilant, ses pommettes s'injectant, il se serait épuisé pour mourir soit progressivement étouffé, soit par la rupture d'un gros vaisseau.

Donc, avant tout, il faut émigrer *à la campagne*, là on fera malgré soi une vraie cure d'air, l'hiver lui-même y sera moins dangereux puisque l'air est plus pur ; ensuite, conbattre les principaux symptômes :

Anémie, perte de l'appétit, amaigrissement, toux,

fièvre, crachements de sang, sueurs nocturnes, perte de la voix, maux d'estomac ou de ventre.

Le fer n'est indiqué que si la pâleur est vraiment due à la véritable *anémie globulaire, il ne faut jamais en prendre* si l'on a constaté l'existence de crachements de sang, antérieurement le fer provoquerait la congestion des bronches et des capillaires.

Voici une bonne formule :

> Citrate de fer ammoniacal.   5 gr.
> Vin sucré..............   1 litre

Un verre à madère après le déjeuner et après le dîner.

Le quinquina est également utile par ses alcaloïdes, son tannin et son amertume. On peut le remplacer par la petite centaurée ou la gentiane qui croissent en France.

La perte de l'appétit sera combattue par l'usage des amers : une tasse de tisane de houblon ou une demi-tasse de macération de quassià, de quinquina prise un peu avant le repas, la *privation de tabac !* une hygiène bien réglée, des exercices physiques, des frictions sèches, d'abord pratiquées sur tout le corps, le matin, avec un gant de flanelle ou de crin, puis humides, c'est-à-dire que le gant ou la flanelle sera mouillée d'eau de Cologne, de vinaigre, etc., ou deux pilules de Quassine une ou quelques minutes avant les deux principaux repas.

A l'hopital Boucicaut, on donne aux tuberculeux, six repas par jour, dont voici le menu théorique :

A cinq heures et demie, thé et lait ; à huit heures, soupe et poudre de viande ; à onze heures, déjeuner, trois plats variés ; à trois heures, goûter où figurent les restes du déjeuner, les viandes froides. Ce repas est fort goûté des malades ; à cinq heures et demie, dîner, soupe et trois plats ; à neuf heures, lait et quelques gâteaux secs.

Les aliments sont minutieusement choisis et l'on s'exerce à les varier le plus possible. Voici le menu pour une semaine d'été, il vaut la peine d'être connu :

Lundi : matin, cervelles au beurre, rôti de veau, purée de pois ; soir, soupe, bœuf nature, purée de pomme de terre, sardines à l'huile.

Mardi : matin, biftecks, tête de veau à l'huile, lentilles, café ; soir, soupe, thon à la sauce blanche, veau rôti, carottes au jus.

Mercredi : matin, bœuf mironton, saucisson, choux ; soir, soupe, veau rôti, lentilles, cerises.

Jeudi : matin, hachis Parmentier (bœuf et pommes de terre), haricots blancs ; soupe, bœuf rôti, purée de pommes de terre, roquefort.

Vendredi : lapin chasseur, salade avec œufs durs, gâteaux aux fruits, café ; soir, soupe, poulet rôti, jambon salade, pêches.

Samedi : matin, œufs frais à la coque, bœuf à l'huile, purée de pois ; soir, melon, bœuf à la mode riz au gras.

Dimanche : matin, mou de veau aux champignons, épinards, pêches ; soir, soupe, rostbeef, omelette, salade.

Le menu, pour une semaine d'hiver, est tout aussi alléchant.

Grâce à ce régime, on a recueilli 70 observations de tuberculeux aux premier, deuxième et troisième degrés, qui, en quelques semaines, ont eu des gains de poids de 3, 5 et même 10 kilogs.

Toux. — Chaque soir, une cuillerée à soupe du sirop suivant :

    Sirop de Tolu............. 30 grammes
    Sirop de codéine.......... 30   —
    Eau de Laurier cerise...... 15   —

Chez les adolescents, voici un moyen très pratique de combattre la toux opiniâtre, 3 à 4 cuillerées à café du sirop composé suivant :

    Sirop d'hydrate de chloral.... 15 grammes
    Sirop de bromure de potassium. 20   —
    Sirop de polygala............. 30   —
    Eau de fleur d'oranger........ 6   —

La **solution phosphorique normale** prise selon les indications formulées par *Joulie*, indications que l'on trouvera à la fin de cette brochure, combattra l'amaigrissement, la déminéralisation et la fièvre. La médication antimonio-phosphatée avec le vin de de Baudon produit aussi d'excellents résultats (1).

Crachement de sang et hémoptysie arrive au début ou à la période des cavernes. Avant tout

(1) Comme la solution Pautauberge.

remède, silence et repos absolu, puis potion suivante, qui est une médication absolument de choix.

> Poudre d'Ipéca............ 1,50 centigr.
> Sirop diacode............ 30 grammes
> Eau distillée............ 70 —

potion à prendre 4 fois en 24 heures.

La diarrhé sera arrêtée par les cachets suivants qui sont en même temps tueurs de bacilles.

> Tannin à l'alcool............ 0 gr. 30
> Benzonaphtòl............ 0 gr. 50

pour un cachet, 5 par jour.

Contre l'embarras d'estomac, je donne avec succès :

> Carbonate de chaux....... 10 grammes
> Phosphate de chaux....... 10 —
> Charbon de peuplier...... 10 —
> Fleur de soufre.......... 10 —

3 cuillerées à café par jour. *Comme boisson Eau de Vichy Hôpital.*

Perte de la voix, se manifeste au début, rarement à la deuxième période, presque toujours à la troisième. Le bacille de Koch s'inocule au niveau de l'épiglotte ou des cordes vocales desquamés par les secousses de la toux. La voix d'abord se voile, devient discordante, s'enroue, puis finit par se perdre.

Des fumigations ou mieux des évaporations de

Menthol Van Denn réagissent contre la localisation et la raucité commençante : il suffira de tenir la bouche ouverte au-dessus de la vapeur (une cuillerée à bouche de *Menthol* dans une cuvette d'eau chaude) ou de se faire des pulvérisations au moyen d'un appareil quelconque.

S'il y a destruction ou ulcération, voir un praticien. Ne pas chercher à se soigner seul.

Quant à la tuberculose pulmonaire aiguë, qui peut se traduire par une péritonite, une méningite, une fluxion de poitrine caséeuse ou phtisie galopante, je ne puis ici que les rappeler sans les définir, car mes conseils, sans les soins de l'homme de l'art, pourraient être plus nuisibles qu'utiles.

Dans le cas où le malade ne pourrait pas manger, présentant une intolérance presque absolue de l'estomac, je conseille de le nourrir avec un lavement nutritif bien toléré.

Huile d'olives..........	1000 grammes
Jaune d'œuf............	N° 4
Chlorure de sodium......	7 —
Eau distillée..........	35 —

F. S. A. Une émulsion.

Le Menthol (1), antidote de la toux. — M. le

(1) La marque **Menthol Van Denn** est une garantie pour la pureté de produit d'abord, ensuite je me base pour le recommander, sur ce fait qu'il constitue, par ses vapeurs de chloroforme à l'état infinitésimal, un véritable *sanatorium* pour le tuberculeux lui-même et pour les *siens*. Le Dr A. Müntz dit en effet que le chloroforme à l'état infinitésimal, suspend toute fermentation et la vie des micro-organismes.

Dr Dandieu (de Paris) se sert, depuis huit années, de ce médicament sous forme de vapeurs sèches, et son expérience à ce sujet est basée sur 148 observations. Indépendamment de l'action bienfaisante du menthol sur les quintes de toux, il a encore observé qu'il peut être employé avantageusement dans les accès d'asthme et d'angine de poitrine, Le procédé est très simple et à la portée de tous.

Dans un récipient en métal ou en verre, à large goulot, d'une contenance de 40 à 50 grammes, on introduit quelques grammes de Menthol Van Denn cristallisé. L'application de la main sur le flacon suffit pour donner lieu au dégagement d'une quantité suffisante de vapeurs sèches mentholées nécessaires au traitement. Après une séance d'inhalations de 2 à 4 minutes, la quinte serait combattue. Suivent 21 observations diverses démontrant les bons effets d'inhalations sèches mentholées, surtout contre les toux quinteuses.

(*Bul. de l'Ac. de méd.*, 10 oct. 1899.)

Le traitement par les inhalations ou par les injections trachéales (1), est d'autant plus à recommander que nous ne devons jamais oublier que les fonctions digestives du phtisique sont la planche de salut qu'il faut respecter, car l'alimentation est la dernière ressource contre la tuberculose. Aussi ne doit-on manier les médicaments qu'avec la plus grande prudence.

(1) *Traitement de la tuberculose et des affections respiratoires chroniques, par les injections trachéales,* par le Dr Henri Mendel, ancien interne des hôpitaux. 1 vol. in-8 raisin, avec fig. dans le texte, 2 fr. 50.

RÉSUMÉ

Le poitrinaire est un malade en puissance du bacille de Koch, susceptible de contagionner son entourage.

Dans les centres populeux, la tuberculose tue le quart des habitants ; c'est donc la cause la plus active de la dépopulation. La tuberculose est évitable et curable presque à tous les degrés, c'est la plus *curable* de toutes les maladies chroniques.

L'hygiène et la suralimentation sont la base du traitement, les seuls médicaments héroïques sont : l'acide phosphorique, le tannin et la créosote.

La contagion se fait souvent par les crachats, il faut faire pénétrer dans les mœurs, cet axiome : Que quiconque crache ailleurs que dans un crachoir de poche (il en existe aujourd'hui de nombreux modèles), est un être mal éduqué et dangereux pour les autres.

L'autorité administrative doit intervenir pour créer des sanatoria et veiller à la propreté des villages et des villes. Il ne faut plus, pour ne citer qu'un exemple bien typique, qu'on puisse lire ceci que je cueille dans le *Journal*.

« Savez-vous quel est le monument de Paris où il y a le plus de crachoirs ? C'est, naturellement, celui où l'on dépense le plus de salive : le Palais de Justice. Et il faut qu'il s'en dépense effroyablement, pour que l'administration, qui n'est guère prodigne de son dernier, ait été obligée d'installer 232 crachoirs.

» 232 ! Vous avez bien lu !

» Il y en a partout, dans tous les coins, dans la salle des Pas-Perdus, dans les couloirs, dans les corridors, dans les moindres services, derrière toutes les portes et même ailleurs...

» Ces crachoirs sont peints en mauve (on ne sait pas pourquoi...), et ils sont de grandes dimensions. Leur forme est sévère, en rapport avec l'austérité du temple.

» Tel un jardiner qui, chaque matin, vigilamment arrose, ratisse et soigne ses parterres, un employé spécial, M. Renversat, muni d'une petite pelle et d'un petit râteau — semblables aux instruments de jardinage qu'on voit aux mains des bébés, dans les squares verdoyants— circule de crachoir en crachoir, remue le sable (1), l'arrange, le dispose et le décore de fines et capricieuses arabesques.

» Levé tôt, M. Renversat achève à peine, sur le coup de midi, ses paisibles mais fatigantes fonctions. Il y a quelque mérite — à cause de son nom. »

Les meilleurs crachoirs sont ceux qui sont remplis de sciure de bois, immédiatement *brûlée* à la fin de la journée.

(1) Le sable est très malsain, il doit être remplacé par de la sciure de bois jetée chaque soir, au moins, dans le feu.

TABLE DES MATIÈRES

Châteauroux. — Imp. P. Langlois et Cⁱᵉ

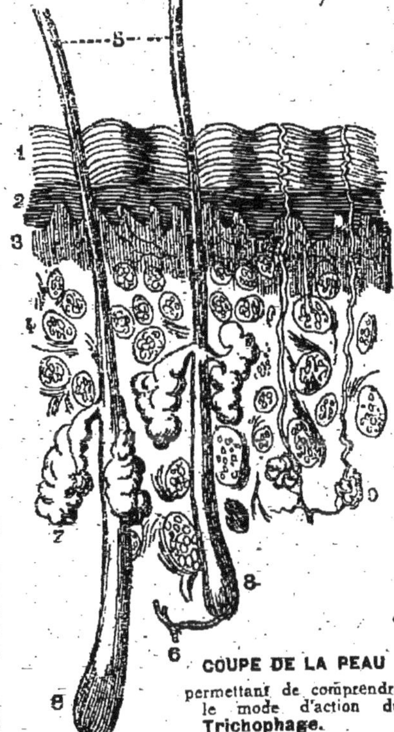

COUPE DE LA PEAU
permettant de comprendre le mode d'action du **Trichophage.**

1. Épiderme — 2. Couche muqueuse de Malpighi — 3. Papilles — 4. Tissu cellulaire sous-cutané — 5. Poils — 6. Vaisseaux sanguins se rendant au bulbe pileux — 7. Glandes sébacées — 8. Bulbe pileux — 9. Glandes sudoripares